DE LA CRYPTORCHIDIE

CHEZ L'HOMME ET LES PRINCIPAUX ANIMAUX DOMESTIQUES.

DE LA
CRYPTORCHIDIE

CHEZ L'HOMME

ET LES PRINCIPAUX ANIMAUX DOMESTIQUES,

Mémoire lu à la Société de Biologie, dans la séance du 8 mars 1856,

PAR MM.

ARMAND GOUBAUX,

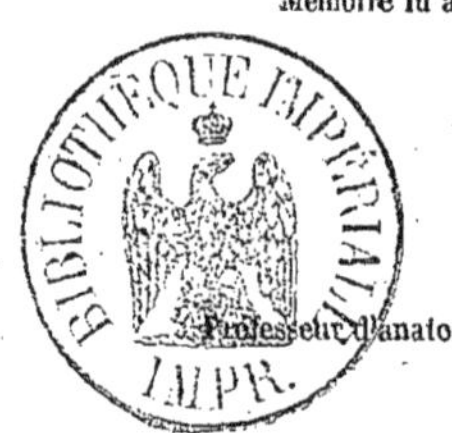

Professeur d'anatomie et de physiologie à l'École impériale vétérinaire d'Alfort,

ET

E. FOLLIN,

Professeur agrégé à la Faculté de médecine de Paris,
chirurgien des hôpitaux.

PARIS.

IMPRIMÉ PAR E. THUNOT ET Cⁱᵉ,
rue Racine, 26, près de l'Odéon.

1856

DE LA CRYPTORCHIDIE

CHEZ L'HOMME

ET LES PRINCIPAUX ANIMAUX DOMESTIQUES (1).

Chez l'homme et les principaux animaux domestiques, le testicule est sujet à certaines anomalies de position qui sont aujourd'hui assez bien déterminées. Ainsi, le testicule peut rester dans le ventre pendant l'âge adulte ou ne point descendre jusqu'au fond du scrotum qu'il occupe normalement ; et, dans ce dernier cas, tantôt il reste dans le canal inguinal, tantôt il se dirige vers le périnée, ou va même dans la région crurale (chez l'homme). Ces deux dernières anomalies, plus rares que les autres, ne nous occuperont point ici, car notre but est d'examiner seulement dans ce travail, au double point de vue de

---

(1) Ce mémoire, lu à la Société de biologie le 8 mars 1856, est le résumé d'observations présentées à la Société pendant les années 1852, 1853, 1854 et 1855. La Société, par une décision spéciale, en a autorisé l'insertion dans le volume des mémoires de l'année 1855.

l'anatomie et de la physiologie, la situation, la structure et les fonctions des testicules retenus dans l'abdomen ou dans le canal inguinal.

Nous avons déjà, dans d'autres travaux, indiqué quelques-uns des détails annoncés dans celui-ci; mais des faits plus nombreux, recueillis depuis nos premières recherches, nous permettront d'étudier plus complétement les altérations si curieuses de ces testicules anomaux.

Là ne se sont point bornées nos nouvelles investigations; nous avons fait appel à l'expérience de vétérinaires placés dans de bonnes conditions d'observation, et nous avons cherché à prouver par la physiologie ce que l'étude anatomique nous avait fait présumer des fonctions de ces testicules. C'est cet accord parfait de la structure et de la fonction que nous chercherons toujours à mettre en relief dans ce travail qui sera divisé en deux parties : 1° partie anatomique; 2° partie physiologique.

Nous prions MM. Magne, professeur à l'École impériale vétérinaire d'Alfort; Benjamin, vétérinaire à Paris; Mathieu, vétérinaire à Sèvres; Dillon, vétérinaire à Rennes, et Festal (Philippe), vétérinaire à Sainte-Foix-la-Grande (Gironde), de vouloir bien agréer nos remercîments pour les renseignements qu'ils ont bien voulu nous communiquer, et que nous avons mis à profit dans ce travail.

PREMIÈRE PARTIE.

ANATOMIE.

La cryptorchidie, cet état dans lequel l'un des organes testiculaires ou les deux organes testiculaires à la fois restent dans l'intérieur de la cavité abdominale, a depuis longtemps déjà fixé l'attention des médecins et des vétérinaires. Mais c'est en vain qu'on recherche dans les écrits spéciaux des documents touchant la disposition anatomique que présentent alors les testicules. Quant à la physiologie, c'est en vain aussi qu'on y recherche des faits positifs. Sous ce dernier rapport, ainsi que nous aurons l'occasion de le démontrer plus loin, nous n'avons trouvé que des assertions sans preuve relativement à la fécondité ou à l'infécondité des individus qui présentent cette anomalie.

Sous le double point de vue de l'anatomie et de la physiologie, il était donc important que la question de la cryptorchidie fût étudiée avec tout le sérieux qu'il convient d'apporter dans l'examen d'une question scientifique : c'est ce que nous avons fait dans l'homme e dans la plupart des animaux domestiques.

Les documents que nous avons réunis sont assez nombreux et suffisent largement pour que nous puissions poser une conclusion définitive : ils seront exposés ici *in extenso*, suivant la place qu'il convient de leur donner dans ce travail : leur nombre et leur authenticité ne permettront plus de doute sur le fondement de nos premières conclusions.

§ I.

La cryptorchidie doit être considérée comme une anomalie rare ; cependant il faut tenir compte que peu de statistiques ont été faites à ce point de vue. Pour l'homme, voici les seuls renseignements que nous ayons pu recueillir à cet égard :

A. Sur une table de 103 enfants mâles examinés par Wrisberg au moment de la naissance, on trouve que chez 73 les deux testicules étaient dans l'abdomen, et chez 21 qu'un ou deux testicules étaient dans l'aine. Sur ceux-ci : 5 avaient les deux testicules dans l'abdomen, 7 avaient le testicule droit dans l'abdomen et 9 le gauche. Enfin, sur 25 cas, 13 cas de cryptorchidie à droite et 12 cas à gauche. (COMMENTATION. SOC. REG. SCIENT, Goettingue, 1778.)

B. Le docteur Marshal rapporte qu'en faisant l'examen de 10,800 conscrits, il en trouva 5 chez lesquels le testicule droit et 6 chez lesquels le testicule gauche n'était pas apparent. Dans deux de ces cas, il y avait une hernie là où le testicule n'était pas descendu. Il rencontra seulement un cas où les deux testicules n'étaient pas apparents (HINTS TO YOUNG MEDICAL OFFICERS IN THE ARMY, p. 83).

L'attention des chirurgiens, si elle était dirigée sur ce point, pourrait fournir des données utiles, car rien ne serait plus facile que de faire enregistrer les observations spéciales au moment des visites faites par les conseils de révision. Le dépouillement de ces inscriptions permettrait de pouvoir établir, dans un espace de temps assez court, quelle est, sur un nombre donné, la quantité d'individus chez lesquels on rencontre cette anomalie. A part l'importance scientifique, il s'en trouverait une autre beaucoup plus grande, car elle touche à une question très-grave, à faire augmenter, par la suite le nombre des cas qui sont considérés comme entraînant l'*infécondité* ou la *stérilité*.

Nous ne pouvons qu'émettre ces désirs sur les moyens de constater la fréquence de la cryptorchidie, par la voie de la statistique, en ce qui concerne l'espèce humaine.

Chez les animaux domestiques, on comprend bien que toute statistique soit à peu près impossible dans les conditions ordinaires, et qu'elle ne pourrait être faite que pour certaines espèces dont les individus sont entretenus en grand nombre ou en troupeau. Tout document manque à cet égard; mais, quoi qu'il en soit, on peut aussi, de même que chez l'homme, considérer comme chose rare le séjour des testicules dans la cavité abdominale pendant toute la durée de la vie.

La seule chose que nous puissions faire, c'est de nous élever encore ici contre une assertion de M. Vanhaelst, qui a dit que, chez le cheval, lorsque l'un des testicules reste dans l'abdomen, c'est plus souvent celui du côté droit que celui du côté gauche. A l'appui de cette singulière assertion on ne saurait apporter aucune preuve sérieuse : elle n'a pu se trouver vraie que par le hasard de la comparaison de quelques observations, et elle aurait pu être démentie par le hasard encore, par le dépouillement d'une autre série d'observations. C'est ce qui nous serait arrivé à nous-mêmes s'il n'y avait pas eu d'autres considérations à invoquer pour motiver la négation de cette assertion. Pourquoi, en effet, les organes testiculaires, au lieu de quitter la cavité abdominale à une certaine époque de la vie fœtale pour descendre dans les bourses, restent-ils dans cette cavité pendant toute la durée de la vie ?

§ II.

Les causes d'un arrêt dans la descente du testicule n'ont pas été bien recherchées. Elles peuvent consister ou bien dans un défaut de rapports entre le volume des organes et celui des parties qu'ils doivent traverser, ou bien dans un défaut de puissance de l'agent qui produit ce déplacement. La première opinion qui appartient à M. Wilson (LECTURES ON THE URINARY AND GENITAL ORGANES, p. 405) se trouve appuyée par les faits desquels il résulte que le testicule est plus souvent trouvé dans l'aine que dans la cavité abdominale, à cause de la petitesse de l'ouverture de l'anneau inguinal externe. Quant à la dernière hypothèse, elle pourrait trouver sa justification dans cette considération, qu'il y a peu de muscles dans le corps humain dont le développement, dans différents individus, varie plus que celui du crémaster. Nous pourrions en dire à peu près autant de celui des animaux domestiques.

Or, ne pourrait-on pas accuser, comme étant la cause de cet arrêt ou de la non-descente du testicule, un défaut d'action du crémaster?

D'un autre côté on a vu des péritonites (chez l'homme, mais nous n'en connaissons pas d'exemples chez les animaux domestiques) de la vie intra-utérine produire des adhérences entre les différents viscères de l'abdomen ; on sait que dans les hernies congénitales, le testicule est fréquemment uni à une portion de l'intestin, et que la formation de ces adhérences est parfois la cause de la hernie, les viscères étant entraînés avec la glande dans le scrotum. Quelques faits paraissent établir que de semblables adhérences sont une cause occasionnelle de la rétention temporaire ou permanente du testicule, le crémaster n'étant point suffisant pour surmonter l'obstacle à la descente. (CONTRIBUTIONS TO INTRA-UTERINE PATHOLOGY ; by Simpson. — EDINB. MED. AND SURGIC. JOURNAL, n°° 137 and 140.)

Plusieurs faits pourraient être cités à l'appui de chacune de ces explications. Ainsi, par exemple, Curling, en examinant un homme de 60 ans, trouva le testicule droit près de l'anneau inguinal externe ; il était d'un petit volume et tout à fait adhérent à une portion d'*omentum*.

Nous avons constaté bien des fois cette adhérence de l'épiploon au testicule, soit sur des cadavres, soit sur des chevaux, au moment où l'on pratiquait la castration ; mais nous ne l'avons jamais vue dans les cas de cryptorchidie.

On ne saurait invoquer comme cause de cet arrêt de la descente du testicule un défaut de longueur du cordon testiculaire ; car dans plusieurs cas on a, au contraire, noté une augmentation de sa longueur. (Curling, DISEASES OF TESTICLE. — Mayo, HUMAN PHYSIOLOGY, 3° édition, p. 411.)

§ III.

Nous ne pensons pas qu'on puisse reconnaître la cryptorchidie simple ou double au moment de la naissance, chez les individus de l'espèce humaine. Il y a, à n'en pas douter, des cas où les testicules peuvent être engagés dans le trajet inguinal et ne viendront que plus tard dans le fond des bourses, situation que, d'ordinaire, ils ont déjà vers le huitième mois de la gestation ou de la vie intra-utérine.

Chez les animaux domestiques, et dans l'état actuel des connaissances sur ce point, il serait encore plus difficile de se prononcer. En effet, quoique la plupart des auteurs d'anatomie vétérinaire (Bourgelat, Lafosse, Girard) aient dit que les testicules opèrent leur descente *vers le sixième mois après la naissance*, dans l'espèce chevaline, il est certain (mais il nous serait impossible de préciser davantage) que les testicules occupent déjà les bourses avant que le corps ne soit encore couvert de poils (espèce bovine) ou de laine (espèce ovine) : nous l'avons constaté aussi un grand nombre de fois dans l'espèce porcine. Mais, nous le répétons, nous ne saurions dire aujourd'hui à quelle époque de la gestation correspond cette migration des organes testiculaires. Quoi qu'il en soit, nous ne pouvons partager la trop grande réserve de M. Vanhaelst, qui, à cet égard, conseille d'attendre jusqu'à l'âge de trois ans avant de se prononcer sur l'existence ou la non-existence de l'anomalie chez le cheval.

§ IV.

Aux diverses causes que nous avons déjà fait connaître, nous ajouterons que la *cryptorchidie est héréditaire*.

Les faits qui prouvent que cette anomalie des testicules est jusqu'à un certain point héréditaire nous sont fournis pour plusieurs espèces, et ont été recueillis par plusieurs vétérinaires. Nous les exposerons successivement.

A. — Espèce chevaline.

Voici ce que dit M. Pangoué, vétérinaire à la Châtre-sur-le-Loir, dans une *note sur les chevaux anorchides et monorchides* :

« Ayant été appelé, le 21 mars dernier, au haras de Mangé, propriété appartenant à M. le prince Marc de Beauveau, pour opérer de la castration deux poulains de demi-sang, l'un âgé de 25 mois et l'autre de 13 mois, je m'aperçus, lorsqu'on fit sortir le premier, l'animal étant maintenu debout, après avoir exploré la région inguinale, qu'il était anorchide. M. Carter, chargé de la surveillance du haras, me dit qu'en effet il n'avait pu constater l'existence des testicules chez ce cheval, dans leur région normale.

» On fit sortir l'autre poulain, âgé de 13 mois, que j'explorai aussi debout, et chez qui, malgré mes investigations, je n'ai pu constater l'existence que du testicule droit.

» Je demandai à visiter les autres poulains mâles, et l'on m'accompagna dans un pré où étaient à paître deux poulains pur sang. L'un de ces animaux, âgé de 15 mois, est aussi monorchide, et le testicule est du côté droit.

» L'autre poulain, de même âge, est normalement conformé.

» Désirant voir le père de ces jeunes animaux, on me conduisit dans l'écurie de Master-Waggs, cheval anglais pur sang, âgé de 19 ans, qui est monorchide et dont le testicule est du côté droit.

» Enfin, je fus frappé d'étonnement quand j'appris que la Clôture, cheval anorchide, est fils de Master-Waggs...

» Les exemples que je viens de citer en faveur de l'hérédité ne peuvent être révoqués en doute, peut-être même pourrait-on en augmenter le nombre, si l'on pouvait suivre les filiations généalogiques de tous les descendants de Master-Waggs. » (Recueil de médecine vétérinaire, 1852, p. 664.)

B. — Espèce ovine.

M. Mathieu nous a communiqué sur ce sujet les remarques suivantes :

« Les produits mâles, issus d'un bélier monorchide, ont, en général, deux testicules ; mais j'ai souvent observé que ces organes étaient très-peu volumineux. J'ajouterai aussi qu'un bélier ayant deux testicules, et étant fils d'un bélier monorchide, a donné naissance à beaucoup de béliers anorchides. »

M. Mathieu pense que la consanguinité est la cause la plus fréquente de l'anomalie chez les bêtes ovines. Il a vu beaucoup de mâles anorchides et monorchides dans des troupeaux mérinos améliorés par des accouplements consanguins.

C. — Espèce porcine.

M. Magne nous a fait connaître ce qui suit :

« Pendant les années 1848 et 1849, nous avons eu plusieurs porcs à un seul testicule visible, et deux dont les glandes étaient restées dans l'abdomen.

» Avec des verrats bien conformés, nous avons moins de sujets n'ayant qu'un testicule scrotal, ce qui tendrait à prouver que ce vice de conformation est héréditaire ; car, avant 1848, il n'y avait pas eu, à la porcherie de l'école, de porc dont les deux testicules fussent restés dans l'abdomen, et nous n'en avons pas eu depuis. »

§ V.

Avant d'aller plus loin, il importe d'établir une division de l'anomalie : elle peut être simple, c'est-à-dire qu'elle peut se faire remarquer d'un seul côté ; elle est, au contraire, double lorsqu'elle se fait
remarquer des deux côtés à la fois. Le premier cas correspond exactement à cet état qu'on désigne assez généralement, même encore aujourd'hui, sous le nom de *monorchides*, et le second à ce qu'on appelle
anorchide ou *énorchide*. En d'autres termes, les mots énorchide ou
cryptorchide nous paraissent préférables à tous les autres sens : le sens
étymologique de chacun d'eux nous dispense de nous expliquer
davantage.

§ VI.

Étudions maintenant la situation, le volume et les diverses propriétés physiques des organes testiculaires dans chacun de ces cas.
Nous continuerons à exposer d'abord ce qui a trait à l'homme, et en-
suite ce qui a trait aux animaux domestiques.

A. — Chez l'homme.

On trouve dans les auteurs beaucoup d'observations relatives à la
cryptorchidie. Nous en rapporterons quelques-unes, parce qu'elles
nous serviront plus tard pour étudier une autre partie de la question.
Mais, tout d'abord, il faut remarquer que chez ces cryptorchides les
testicules n'occupent pas toujours la cavité abdominale. A côté des
faits où l'on trouve les testicules dans le ventre, on en rencontre d'autres où ces organes sont situés dans le canal inguinal, dans la région
crurale et même dans le périnée. Quant à ceux qui sont situés dans le
trajet du canal inguinal, il faut savoir qu'ils éprouvent assez souvent
une séparation de leurs divers éléments. Ainsi, nous avons pu voir sur
des pièces aujourd'hui déposées au musée Dupuytren que le testicule
peut rester dans le ventre ou dans le canal inguinal, tandis que l'épididyme et le canal déférent se détachent du corps de l'organe et vont
jusque dans les bourses. Quoi qu'il en soit, le fait général qui a inspiré
ce travail n'en existe pas moins. C'est ce qu'on verra en comparant
les observations que nous allons reproduire :

1° M. Cloquet a trouvé un testicule dans l'abdomen ; il était aussi volumineux que celui du côté opposé, où la glande était descendue dans le scrotum.

2° Un élève de A. Cooper, qui se suicida à cause de cette infirmité, avait les deux testicules dans l'abdomen, près de l'anneau inguinal interne. Ces parties, conservées au musée de l'hôpital de Guy, paraissent d'un volume presque naturel. On aurait établi que les canaux déférents contenaient du sperme. — L'observation ne dit pas à quels caractères on a reconnu que le sperme jouissait de toutes ses propriétés.

3° Sur un jeune homme de 19 ans, dont le testicule gauche fut trouvé par le docteur Bright au niveau du détroit supérieur, cet organe était considérablement plus petit qu'à l'état normal ; le canal déférent et la substance testiculaire paraissaient d'ailleurs sains. (Guy's hospital reports, vol. II, p. 258.)

4° Curling cite le cas d'un enfant de 16 ans qui mourut d'une anasarque à l'hôpital de Londres. Son testicule droit, retenu à environ un pouce et demi au-dessus de l'anneau inguinal interne, n'était pas plus volumineux que celui d'un enfant de deux ans. La glande présentait l'aspect granuleux, comme chez les enfants. (Diseases of testicle.)

5° Le docteur Fischer de Boston a rapporté un exemple curieux d'absence de deux testicules. L'absence fut remarquée dès la naissance, et le sujet de cette difformité, qui fut regardé comme un eunuque naturel, mourut à l'âge de 45 ans. (American journal of the medical sciences, vol. XXIII, p. 352.)

6° M. Turnham en a publié un exemple qu'il a observé lors de la dissection d'un enfant qui mourut à l'âge de 4 mois. Outre un état d'atrophie du rein droit et une remarquable déformation des uretères, on trouva qu'aucun testicule n'était descendu dans le scrotum. Le testicule droit siégeait dans la cavité abdominale, juste au-dessus de l'anneau inguinal interne. Du côté gauche, aucun testicule ne parut avoir été formé. De ce côté, les vaisseaux spermatiques se terminaient dans une petite masse de graisse. Cependant le canal déférent était présent et était d'apparence aussi bien développée que celui du testicule sain. (London medical gazette, vol. XX, p. 717.)

7° Nous devons à l'obligeance de notre collègue et ami M. Broca la description d'un cas très-remarquable de testicule retenu dans le ventre. Nous allons citer textuellement la note qu'il a bien voulu nous communiquer.

« Au mois de mai 1849, je trouvai à l'École pratique un cadavre dont le scrotum attira mon attention. Ce scrotum, peu volumineux, ne renfermait qu'un seul testicule; il formait une saillie non bilobée, parfaitement médiane; le raphé des bourses était fortement dévié à gauche.

» En ouvrant l'abdomen, je reconnus que le testicule gauche était situé dans la fosse iliaque, à un centimètre environ au-dessus de l'anneau abdominal du canal inguinal. Le sujet étant fort maigre, je pus, sans aucune dissection, voir que l'artère spermatique, presque filiforme, naissait de l'artère rénale gauche. Introduisant alors une canule dans ce dernier vaisseau, il me fut facile de faire pénétrer une injection de vernis dans l'artère du testicule. L'appareil testiculaire, placé sous le péritoine, se composait de deux parties bien distinctes l'une de l'autre.

» La partie supérieure, continue avec le canal déférent, n'était autre que l'épididyme. Cet organe avait une forme à peu près cylindrique; il était long de trois centimètres, large de un. Il reposait sur l'artère iliaque externe qu'il croisait obliquement; son extrémité interne et supérieure, terminée en canal tortueux, se continuait avec le conduit déférent. Son extrémité postérieure et externe adhérait à la seconde partie de l'appareil testiculaire, c'est-à-dire au testicule proprement dit.

» La structure de cet épididyme ne différait pas de la structure normale; mais la surface était couverte de bosselures, et on pouvait apercevoir dans toute son étendue, sans aucune préparation, le conduit pelotonné qui constitue cet organe. Le testicule proprement dit se présentait sous la forme d'une petite masse elliptique, aplatie, assez semblable à un haricot. Son grand axe presque vertical rencontrait obliquement l'axe de l'épididyme; son extrémité supérieure adhérait, comme je l'ai déjà dit, à l'extrémité postérieure et externe de l'épididyme; son extrémité inférieure donnait insertion à un cordon mince, blanchâtre, placé sous le péritoine. Ce cordon, qu'une légère traction mettait en évidence, descendait vers le pli de l'aine, et, après un trajet d'un centimètre, pénétrait dans le canal inguinal.

» Un conduit séreux, émané du péritoine, plongeait dans ce même canal inguinal avec le cordon précédent, en dedans duquel il était placé. Ce conduit, gros comme une plume de corbeau, avait une longueur de plus de trois centimètres. En explorant avec une sonde cannelée, il me parut qu'il se terminait en cul de sac au niveau de l'anneau inguinal externe. Le canal inguinal était aussi oblique et aussi long qu'à l'état normal.

» L'injection poussée dans l'artère spermatique avait presque entièrement abouti à l'épididyme et l'avait coloré en rouge. Le testicule était resté aussi pâle qu'avant l'injection ; j'aperçus seulement un petit vaisseau, presque capillaire, qui aboutissait à l'extrémité supérieure du testicule.

» Le trajet du canal déférent était normal. Les deux vésicules séminales existaient ; la droite présentait le développement ordinaire ; la gauche, aussi large que la précédente, était moins longue d'un centimètre. Le sujet était adulte (30 ans environ). »

8° Nous avons, dans trois cas, examiné le sperme contenu dans la vésicule séminale correspondante au testicule retenu dans l'anneau, et chaque fois nous avons trouvé une absence complète de spermatozoïdes. L'examen comparatif du côté opposé nous a fait voir que les spermatozoïdes ne manquaient pas dans la vésicule séminale. Dans un quatrième cas, il n'y avait de spermatozoïdes ni d'un côté ni de l'autre. Il s'agissait là d'un homme mort à Bicêtre d'une affection des centres nerveux, datant de longues années ; mais ce qu'on trouve constamment dans ce liquide, dépourvu de spermatozoïdes, c'est une abondante production de matière jaunâtre qui se fragmente, comme les matières grasses, en globules arrondis, et nous paraît en avoir quelques-unes des propriétés.

9° Enfin, dans le courant de l'été de l'année 1854, nous avons examiné en commun, à l'École pratique, le cadavre d'un individu âgé de 20 à 22 ans, dont les deux testicules étaient situés au-dessus de l'anneau inguinal interne, et nous n'avons trouvé aucun des caractères du sperme (ni à la couleur, ni à la consistance, ni à l'odeur, ni à l'examen microscopique) dans la petite quantité de liquide que nous avons pu extraire des canaux déférents.

B. — Chez les animaux domestiques.

A. — Espèce chevaline.

M. Vanhaelst, qui a publié les premières observations dans le Recueil de médecine vétérinaire (Note sur la castration des chevaux monorchides et anorchides ; par M. Vanhaelst, vétérinaire de première classe au premier régiment de chasseurs à cheval (Belgique) (Voir tome XXIII, année 1846), dit seulement que ses dissections lui ont démontré que le testicule peut avoir des positions variées, et que ces positions sont les suivantes :

1° Il n'a pas franchi l'anneau inguinal ;

2° Il est engagé en partie dans l'anneau inguinal ;

3° Il a franchi l'anneau inguinal et se trouve appliqué contre son ouverture ;

4° Il s'est éloigné de l'anneau inguinal, mais pas assez pour faire hernie dans sa bourse.

Le travail de M. Vanhaelst, rédigé principalement au point de vue chirurgical, manque de détails anatomiques, et contient même quelques erreurs qu'il était d'une certaine importance de ne pas laisser passer sans quelques observations. Aussi, dans ce double but, c'est-à-dire de faire connaître les détails anatomiques relatifs à ces anomalies et de faire disparaître les erreurs commises par M. Vanhaelst, nous avons publié un premier travail sur la cryptorchidie sous le titre de : QUELQUES MOTS AU SUJET DE LA NOTE SUR LA CASTRATION DES CHEVAUX MONORCHIDES ET ANORCHIDES. (RECUEIL DE MÉDECINE VÉTÉRINAIRE ; année 1847, p. 131.)

Voici les observations que nous avons rapportées dans ce travail :

1° Le 17 avril 1844, chez un cheval qui fut sacrifié pour le cours pratique des opérations chirurgicales et qui n'avait qu'un seul testicule descendu dans les bourses (celui du côté gauche), nous avons remarqué que le testicule droit était resté dans la cavité abdominale. Il n'existait pas de gaine vaginale du côté droit. Le testicule de ce côté descendait verticalement de la région sous-lombaire sur la paroi inférieure de la cavité abdominale où il avait contracté des adhérences. Cet organe était suspendu à l'extrémité d'une portion de péritoine, absolument comme l'intestin grêle. Les vaisseaux et le canal déférent étaient situés entre les deux lames de cette portion pérétoniale, comme les vaisseaux de l'intestin grêle entre les deux lames du mésentère. Le canal déférent remontait d'abord verticalement, puis décrivait une courbe à convexité antérieure pour pénétrer dans la cavité pelvienne où il s'abouchait à la vésicule du côté correspondant. Le volume du testicule était très-petit relativement à celui du côté opposé. La substance testiculaire était d'une couleur rouge grisâtre, grasse et comme pulvérulente au toucher.

2° Le 17 février 1845, un cheval extrêmement vieux fut sacrifié pour les travaux anatomiques. Le testicule droit de ce cheval était seul descendu dans les bourses.

Autopsie. — Le testicule gauche était flottant dans la cavité abdominale; son volume était moins considérable que celui du côté opposé. Les vaisseaux et le canal déférent étaient compris entre deux lames péritonéales assez larges. Il n'existait aucun vestige de gaîne vaginale de ce côté. La substance testiculaire était molle et flasque comme dans le fœtus. La vésicule séminale contenait une matière blanche, épaisse, filante, analogue à celle de la vésicule séminale du côté opposé.

3° Le 29 mars 1845, chez un cheval qui fut sacrifié comme incurable, un seul testicule, celui du côté droit était apparent à l'extérieur. Ce testicule avait un volume un peu considérable relativement à la taille de l'animal.

A l'autopsie, nous avons rencontré le testicule gauche à l'entrée de la cavité pelvienne; il était flottant dans la cavité abdominale. Les vaisseaux, le canal déférent et le testicule lui-même étaient enveloppés dans une portion de péritoine comme l'intestin grêle. L'épididyme était volumineux. Le testicule allongé dans le sens antéro-postérieur n'était pas plus volumineux que dans le fœtus; sa substance était molle au toucher.

4° Le 11 avril 1845, chez un cheval très-vieux qui ne présentait à l'extérieur que le testicule gauche, de volume ordinaire, le testicule droit était flottant dans la cavité abdominale, absolument comme dans l'observervation précédente.

5° Le 22 août 1845, chez un cheval âgé de 12 ans environ, qui fut amené à l'École d'Alfort pour servir au cours pratique des opérations chirurgicales, le testicule gauche était seul apparent. A l'autopsie, nous avons constaté que le testicule droit était flottant dans la cavité abdominale, entouré complétement par une portion de péritoine. Une petite gaîne vaginale avait commencé à se former; sa profondeur était d'environ 2 centimètres, et sa cavité était occupée par la queue de l'épididyme.

Nous avons examiné, à l'aide du microscope, la matière contenue dans les vésicules séminales : il n'existait pas d'animalcules dans celle du côté droit, tandis qu'il en existait un très-grand nombre dans celle du côté gauche.

6° Le 11 mai 1846, nous avons trouvé un testicule flottant dans l'intérieur de la cavité abdominale, c'était celui du côté gauche. Il n'existait pas de gaîne vaginale de ce côté. Du reste, le testicule et les différentes parties qui en dépendent se comportaient exactement de la même manière que dans les observations précédentes.

7° Dans le courant du mois de septembre 1846, chez un cheval qui fut sacrifié pour une maladie incurable, nous avons rencontré les deux testicules flottant dans l'intérieur de la cavité abdominale. Nous n'avons fait aucune remarque particulière que nous puissions ajouter à ce qui précède.

8° Le 26 novembre 1846, sur un cheval hors d'âge, le testicule droit était resté dans l'abdomen. Le testicule gauche n'était pas plus volumineux que dans l'état normal. Le testicule droit, suspendu à la région lombaire, était flottant à l'entrée de la cavité pelvienne. Ce testicule était aussi volumineux que celui qui était descendu dans les bourses; il était complétement transformé en une matière blanchâtre, dure, résistante, semblable à de la matière encéphaloïde Un point seul, vers le milieu du bord supérieur, était ramolli en une matière rouge purulente.

Des observations précédentes, nous avons tiré les conclusions suivantes :

1° Que, lorsque les testicules restent dans l'abdomen, ils augmentent ordinairement fort peu de volume;

2° Que la substance testiculaire, quoique saine, reste molle comme dans le fœtus, et qu'elle peut présenter les mêmes altérations pathologiques que celle des testicules situés dans les bourses;

3° Qu'il n'existe pas de gaîne vaginale, attendu que celle-ci ne se forme que lorsque le testicule descend dans les bourses;

4° Que le sperme (1) que contient la vésicule séminale, du côté où le testicule est dans l'abdomen, n'offre pas d'animalcules spermatiques à l'examen microscopique (2).

Depuis cette époque (1846), nous avons eu plusieurs fois l'occasion de faire de nouvelles observations sur les chevaux : elles sont con-

---

(1) Nous aurions dû dire : *la matière* au lieu de *le sperme*.

(2) Dans une note faisant suite à cette dernière conclusion, nous avons confirmé ce résultat par une observation que nous avons faite pendant l'impression de ce travail.

formes à celles que nous venons de rapporter, ainsi qu'on le verra ci-après.

A. — Le 11 novembre 1850, deux chevaux monorchides furent sacrifiés pour les travaux anatomiques ; tous deux étaient des chevaux de trait léger ; l'un était âgé de 15 ans et l'autre de 20 ans environ.

Chez l'un, celui de 15 ans, le testicule gauche était resté dans l'abdomen ; et chez l'autre, celui de 20 ans, c'était le testicule droit (1).

Sur ces deux chevaux, la disposition anatomique ne présentait rien de particulier que nous n'eussions déjà vu plusieurs fois, relativement à la situation anomale du testicule. Les testicules situés dans les bourses avaient un volume en rapport avec la taille des sujets.

Le testicule situé dans l'abdomen n'avait pas les mêmes propriétés physiques chez ces deux animaux. Chez l'un, il était très-petit, très-mou, très-flasque, et blanchâtre sur sa coupe ; chez l'autre, il était mou, d'un rouge brun, déprimé sur ses faces comme s'il eût été comprimé ; la coupe en était grenue et ne ressemblait en rien à celle de cet organe dans l'état normal.

Nous avons prié notre honorable collègue et ami M. H. Bouley de vouloir bien examiner avec nous le produit de la secrétion des organes testiculaires de ces deux chevaux, et voici ce que nous avons constaté à l'aide du microscope :

1° Dans le canal déférent et dans l'épididyme des testicules situés dans les bourses, du sperme et un grand nombre de spermatozoïdes.

2° Dans les parties correspondantes des testicules situés dans l'abdomen, nous n'avons pu extraire, par la pression, que quelques gouttelettes d'un liquide clair, semblable à de la sérosité, et ne contenant pas d'animalcules spermatiques.

B. — Nous avons fait une observation semblable le 23 janvier 1853, et nous en avons communiqué une autre à société de biologie, dans la séance du 27 mai 1854, c'est-à-dire que du côté où le testicule était resté dans la cavité abdominale, le liquide que nous avons pu retirer du canal déférent était en très-petite quantité, clair, transparent, et ne

---

(1) Cette observation a été communiquée à la Société centrale de médecine vétérinaire, dans la séance du 14 novembre 1850, et est imprimée dans les bulletins de cette société.

contenait pas d'animalcules spermatiques, tandis qu'il y en avait un très-grand nombre du côté opposé. (23 janvier 1853.)

Notre honorable collègue M. Delafond a bien voulu contrôler avec nous le fait que nous avions avancé déjà depuis plusieurs années, en examinant au microscope le liquide des voies spermatiques.

C. — Nous ne multiplierons pas davantage ces observations : on verra bientôt que nous aurions pu le faire.

En terminant ce paragraphe, nous devons faire remarquer que dans toutes les observations, à l'exception de la huitième, le testicule qui est resté dans l'abdomen est moins volumineux que celui qui est descendu dans les bourses ; que son volume est à peu près celui qu'il présente dans le fœtus, et enfin que la substance en est molle et flasque.

On pourrait tirer de ce fait exceptionnel (huitième observation) la conclusion que le volume des testicules étant le même, les fonctions doivent être les mêmes ; mais on se tromperait, car il est des chevaux chez lesquels les testicules sont peu volumineux, même lorsqu'ils sont dans les bourses. Nous avions eu le tort autrefois de ne pas faire connaître la différence de poids qu'on observe dans ces circonstances : aujourd'hui nous sommes en mesure pour ne plus laisser de doutes à cet égard.

1º POIDS DES TESTICULES CHEZ L'ESPÈCE CHEVALINE.

Nos. D'ORDRE.	SERVICE de L'ANIMAL.	AGE.	TAILLE.	POIDS.	RENSEIGNE-MENTS.	POIDS du testicule gauche.	POIDS du testicule droit.	DIFFÉRENCE de poids en faveur du testicule		OBSERVATIONS.
								gauche.	droit.	
			m	k		gr.	gr.	gr	gr	
1	Trait léger	8 ans	1,45	»	Châtré, méchant	270	210	60	»	Dans toutes ces recher-ches, le testi-cule a été pe-sé seul, c'est-à-dire après avoir été complète-ment isolé de l'épididyme.
2	Gros trait	8 ans	1,55	»	Id., id.	285	280	5	»	
3	Trait léger	16 ans	1,45	»	Id. Expérience	210	190	20	»	
4	Id.	18 ans	1,40	»	Id. Id.	200	150	50	»	
5	Id.	9 ans	1,55	»	Id., méchant	181	179	2	»	
6	Id.	4 ans	1,65	»	Id., id.	232	245	»	13	
7	Gros trait	10 ans	1,65	»	Cadavre.	224	228	»	4	
8	Id.	4 ans	1,60	»	Id.	168	156	12	»	
9	Id.	4 ans	1,60	»	Id.	235	188	47	»	
10	Trait léger	20 ans env.	1,50	»	Id.	280	265	15	»	
11	Id.	15 ans	1,40	»	Châtré. Expér.	175	18z	»	7	
12	Gros trait	8 ans	1,65	»	Id. Id.	250	250	»	»	
13	Id.	15 ans	1,50	»	Id. Id.	199	170	29	»	
14	Trait léger	20 ans	1,40	»	Id. Id.	144	179	»	35	
15	Id.	Id.	1,40	»	Id. Id.	182	172	10	»	
16	Id.	18 ans	1,50	»	Id. Id.	126	113	13	»	
17	Gros trait	Id.	1,60	»	Id. Id.	210	215	»	5	
18	Id.	4 ans	1,55	»	Cadavre	162	207	»	45	
19	Id.	20 ans	1,55	»	Id.	140	140	»	»	
20	Id.	15 ans	1,65	»	Châtré, méchant	244	295	»	51	
21	Trait léger	Id.	1,50	»	Cadavre	131	156	»	25	

Nos. D'ORDRE.	SERVICE de L'ANIMAL.	AGE.	TAILLE.	POIDS.	RENSEIGNE-MENTS.	POIDS du testicule gauche.	POIDS du testicule droit.	DIFFÉRENCE de poids en faveur du testicule gauche.	droit.	OBSERVATIONS.
			m	k		gr	gr	gr	gr	
22	Gros trait	6 ans	1,65	»	Cadavre	311	298	13	»	
23	Id.	15 ans	1,50	»	Id.	215	256	»	41	
24	Id.	7 ans	1,75	»	Ch., très-méch.	306	288	18	»	Communication de M. Benjamin.
25	Id.	4 ans	1,55	»	Castration	256	240	16	»	
26	Selle-étalon	7 ans	1,50	»	Id.	194	190	4	»	
27	Trait léger	2 ans	1,46	»	Id.	142	131	11	»	
28	Id.	3 ans	1,65	»	Id.	225	208	17	»	Communication de M. Dillon.—Le cheval n° 30 et célui 31 avaient les testicules malades.
29	Gros trait	6 ans	1,54	»	Id.	232	248	»	16	
30	Trait léger	7 ans	1,55	»	Id.	260	253	7	»	
31	Selle	3 ans	1,25	»	Id.	62	62	»	»	
32	Gros trait	6 ans	1,48	»	Id.	150	155	»	5	
33	Id.	4 ans	»	»	Id.	250	288	»	38	
34	Id.	26 mois	»	»	Id.	70	82	»	12	
35	Id.	30 mois	»	»	Id.	110	90	20	»	Communication de M. Festal (Philippe).
36	Id.	4 ans	»	»	Id.	124	120	4	»	
37	Id.	2 ans	»	»	Id.	125	130	»	5	
38	Id.	3 ans	»	»	Id.	187	156	31	»	
39	Id.	4 ans	»	»	Id.	125	120	5	»	
40	Id.	7 ans	1,65	»	Id., très-méch.	304	306	»	2	
41	Id.	12 ans	1,60	»	Cadavre	200	195	5	»	
42	Id.	13 ans	»	340	Id.	136	78	58	»	—Le testicule droit de ce cheval était atrophié.
43	Id.	16 ans	»	445	Id.	121	133	»	12	
44	Id.	Id.	»	363	Id.	166	159	7	»	
45	Id.	12 ans	»	394	Id.	157	156	1	»	

2° POIDS DES TESTICULES DANS LES CAS DE CRYPTORCHIDIE.

Nos D'ORDRE.	SERVICE.	AGE.	TAILLE.	POIDS du testicule gauche.	POIDS du testicule droit.	DIFFÉRENCE de poids entre le testicule situé dans les bourses et celui situé dans l'abdomen.	OBSERVATIONS.
			m	gr	gr	gr	
1	Gros trait.	15 ans	1,50	165	18	447	Le testicule droit était dans l'abdomen.
2	Id.	»	Id.	122	16	106	Id.
3	Id.	8 ans	1,58	31	260	229	Le testicule gauche était dans l'abdomen.
4	Id.	»	1,55	31	254	223	Id.

B. — Espèce asine.

Nous n'avons recueilli que peu d'exemples dans l'espèce asine; mais nous avons pu constater, dans chacun des faits que nous avons observés, les mêmes dispositions anatomiques que chez le cheval.

Chez quelques animaux de cette espèce, nous avons pesé les testicules afin de montrer la différence qu'on observe entre ceux qui descendent dans les bourses et ceux qui restent pendant toute la vie dans la cavité abdominale. Voici les résultats de ces recherches :

1° CHEZ DES INDIVIDUS BIEN CONFORMÉS.

Nos D'ORDRE.	AGE.	TAILLE.	POIDS de l'animal vivant.	POIDS du testicule gauche.	POIDS du testicule droit.	DIFFÉRENCE de poids en faveur du testicule		OBSERVATIONS.
						gauche.	droit.	
			m	k	gr	gr	gr	gr	
1	10 ans	1,25	»	109	115	»	6	Les testicules ont été pesés après avoir été complétement détachés de l'épididyme.
2	18 ans	1,20	»	71	66	5	»	
3	5 ans	1,30	»	191	191	»	»	
4	6 ans	1,069	97	95	107	»	12	
5	vieux	0,920	96	90	92	»	2	

N° D'ORDRE.	AGE.	POIDS de l'animal vivant.	POIDS du testicule gauche.	POIDS du testicule droit.
	vieux	»	11 gr	12 gr

OBSERVATIONS.

Les deux testicules étaient dans la cavité abdominale. La petite quantité de liquide qui a pu être extraite des canaux déférents était très-claire et très-transparente. Elle a été examinée au microscope; elle ne contenait aucun animalcule spermatique. M. Colin, chef de service d'anatomie à l'École impériale vétérinaire d'Alfort, a été témoin de cette constatation.

Nous avons communiqué à la Société de Biologie, dans la séance du 23 décembre 1854, le fait d'un âne cryptorchide d'un côté où il n'existait pas d'animalcules spermatiques.

C. — Espèce bovine.

Nous n'avons observé aucun exemple de cryptorchidie chez les animaux de cette espèce; nous ne pouvons que rappeler ici l'observation qui en a été publiée.

Dans un *cas d'hermaphrodisme masculin complexe observé par M. le docteur Rayer chez un taureau* qui fut sacrifié aux abattoirs (COMPTES RENDUS DES SÉANCES ET MÉMOIRES DE LA SOCIÉTÉ DE BIOLOGIE, 2e série, t. 1, 1854, p. 112) on a noté ce qui suit :

« Les organes mâles étaient au complet, mais plusieurs étaient peu développés. Les deux testicules, situés dans la cavité de l'abdomen, dans l'endroit où l'on rencontre ordinairement les ovaires chez la vache, n'avaient qu'un très-petit volume, surpassant à peine celui des testicules d'un homme adulte bien conformé. Ils étaient reconnaissables à la tunique fibreuse qui leur servait d'enveloppe, à l'existence de l'épididyme et au canal déférent qui en partait. Rien d'ailleurs ne rappelait, dans ces organes, la structure des ovaires. Le tissu de ces testicules était évidemment altéré.

» A la coupe, la substance de ces glandes était d'un jaune-abricot, et les conduits séminifères ne se déroulaient pas en filaments, comme dans l'état sain ; plusieurs points de ces conduits, examinés à un fort grossissement, n'ont point montré de zoospermes. Un de ces testicules contenait dans son intérieur un caillot de sang volumineux. Les canaux déférents, partis de l'épididyme, se rendaient derrière la vessie, communiquaient avec les vésicules séminales, se terminaient par les canaux éjaculateurs qui s'ouvraient dans le canal de l'urètre, par un très-petit orifice, de chaque côté du verumontanum.

» Les conduits déférents contenaient un liquide opalin dans lequel on distinguait en abondance un épithélium nucléaire, sans trace de zoospermes. Les vésicules séminales, situées à leur place ordinaire, étaient peu volumineuses. L'humeur qu'elles renfermaient avait à l'œil nu et à un fort grossissement la même apparence que celle des conduits déférents. Le canal de l'urètre et le pénis étaient bien conformés. »

D. — Espèce ovine.

Dans l'impossibilité où nous sommes encore ici de faire connaître nos observations personnelles, nous rapporterons celles que notre honorable confrère et ami M. Mathieu, vétérinaire à Sèvres, a pu faire pendant plusieurs années, alors qu'il habitait Ancy-le-Franc, département de l'Yonne, et celles de M. Festal (Philippe).

« Quant aux testicules conservés dans le ventre pendant toute la vie, nous dit M. Mathieu dans une lettre, je n'en dirai rien ; les observations que vous avez faites rendent superflu tout ce que je pourrais écrire ici. »

Voici les poids des testicules chez quelques individus de l'espèce ovine qui étaient cryptorchides des deux côtés :

Nos D'ORDRE.	RACE.	AGE.	POIDS DU TESTICULE		OBSERVATIONS.
			gauche.	droit.	
1	Mérinos	28 mois	35 gr	30 gr	Communication de M. Festal.
2	Poitevin	15 mois	22	18	Id.
3	Mérinos	30 mois	42	46	Id.

E. — Espèce porcine.

Une seule occasion s'est présentée à nous d'observer un individu de l'espèce porcine dont l'un des testicules était resté dans la cavité abdominale. Cet animal avait été châtré du côté opposé. La disposition anatomique était la même que nous avons fait connaître pour le cheval. Il n'y avait pas d'animalcules spermatiques dans le liquide clair et transparent que contenait le canal déférent.

Dans un fait observé par M. Reynal à l'autopsie d'un porc chez lequel les deux testicules étaient restés dans l'abdomen, ces deux organes, qui étaient très-petits, mous et flasques, étaient situés au milieu d'une masse de graisse à la région sous-lombaire et en arrière des reins. (Société nationale et centrale de médecine vétérinaire, séance du 24 avril 1851.)

Notre collègue M. Magne, professeur à l'École impériale vétérinaire d'Alfort, qui avait dans son service une assez grande quantité de porcs (1), a fait, depuis nos premières observations sur le cheval, plusieurs remarques fort importantes sur lesquelles il a bien voulu nous communiquer quelques notes dont nous nous servirons dans ce travail.

M. Magne nous dit dans sa note :

« Le testicule abdominal est toujours plus mou et plus petit que le scrotal. La différence entre ces organes, quant au volume au moins, augmente à mesure que les animaux deviennent plus âgés. Elle est d'un sixième à deux mois, et d'un quart à quatre mois et demi, cinq mois. »

Chez des individus qui avaient les deux testicules dans la cavité abdominale M. Festal a trouvé les poids suivants :

Nos D'ORDRE.	RACE.	AGE.	POIDS DU TESTICULE		OBSERVATIONS.
			gauche.	droit.	
1	Saintongeais	5 mois	48 gr	35 gr	
2	Chinois	8 mois	54	42	

L'individu que nous avons examiné avait été châtré du côté droit.

---

(1) La porcherie de l'École a été supprimée depuis deux ans.

Le testicule gauche a été trouvé dans la cavité abdominale, à l'entrée de la cavité pelvienne; il était mou et flasque. Son poids était de 47 grammes (24 novembre 1852).

F. — Espèce canine.

Pour cette espèce nous avons recueilli trois observations.

1° Chez un chien basset à pattes torses, qui était cryptorchide du côté droit, le *testicule gauche* (scrotal) *pesait 8 grammes et le droit 2 grammes seulement*. Le testicule abdominal était mou et flasque. Nous avons pu faire voir à quelques élèves de l'École d'Alfort que, du côté gauche, le liquide contenu dans le canal déférent était pourvu d'un grand nombre d'animalcules spermatiques, tandis que celui qui a été recueilli dans le canal déférent du côté droit était moins abondant, moins épais, plus transparent et ne contenait pas d'animalcules spermatiques (4 juin 1855).

2° Chez un chien braque, âgé de quatre mois environ, le testicule droit était situé dans la cavité abdominale, et y était maintenu flottant entre le rein et l'entrée de la cavité pelvienne. Le testicule gauche, qui était dans les bourses, pesait 0 gr. 412, et celui du côté droit, qui était dans l'abdomen, pesait 0 gr. 372. Il n'y avait pas d'animalcules spermatiques ni d'un côté ni de l'autre, et cette particularité doit être attribuée, en ce qui concerne les organes du côté gauche, au jeune âge de l'animal (19 février 1856).

3° Chez un vieux chien caniche, le testicule droit était resté dans la cavité abdominale. Il n'y avait rien de particulier à noter relativement à sa situation. Il n'y avait pas d'animalcules spermatiques ni d'un côté ni de l'autre; mais il importe de faire remarquer que le testicule gauche, qui était situé dans les bourses, était aussi mou et flasque que celui du côté droit; qu'il avait une teinte jaune pâle, et que la lésion de fonction était la conséquence d'une lésion de la structure de cet organe.

Le testicule gauche ou scrotal pesait 2 gr. 260, et celui du coté droit 0 gr. 710.

Les vaisseaux testiculaires du côté gauche étaient assez volumineux, tandis que ceux du côté droit étaient excessivement petits (19 février 1856).

En résumé :

Dans les paragraphes précédents, nous avons prouvé par un certain nombre d'observations que, lorsque les testicules demeurent pendant toute la vie dans la cavité abdominale :

A. — Ces organes sont flottants et sont suspendus à l'extrémité d'un repli péritonéal, de la même manière que l'intestin grêle à l'extrémité du mésentère.

B. — Dans quelques cas, la partie postérieure de l'épididyme a commencé à refouler la portion pariétale du péritoine vers la partie supérieure du trajet inguinal, et, dans cette ouverture, la gaîne vaginale commence à se former, tandis que dans le premier cas elle manque absolument.

C. — De ces faits, il devient évident que la formation de la gaîne vaginale est la conséquence de la descente ou de la migration des testicules. Dans le premier cas, cette descente n'a pas commencé à s'opérer. Dans le second, elle a été arrêtée alors qu'elle commençait à se faire.

D. — Les testicules, qui sont pris dans les bourses, n'ont pas toujours le même volume et le même poids : il n'y a rien d'absolu sous ces deux rapports, c'est-à-dire que ce n'est pas, ainsi qu'on l'a prétendu, le gauche qui présente le volume et le poids les plus considérables, puisque les faits prouvent que c'est tantôt le gauche, tantôt le droit.

E. — Les testicules qui restent pendant toute la vie dans l'intérieur de la cavité abdominale sont peu volumineux, et toujours moins volumineux que ceux qui descendent dans les bourses.

F. — Sous le rapport du poids, les testicules qui restent dans la cavité abdominale sont toujours beaucoup moins pesants que ceux qui sont situés dans les bourses.

G. — Les testicules qui restent dans la cavité abdominale sont toujours mous et flasques, comme ils le sont, du reste, pendant la vie fœtale, tandis que ceux qui sont situés dans les bourses ont toujours une consistance beaucoup plus ferme. La différence qu'il y a entre ces testicules, sous ce rapport, et dans les situations diverses dont nous faisons le parallèle, est tellement remarquable et frappante, que l'on peut les distinguer les uns des autres facilement, même lorsqu'on les présente à l'état de complet isolement du cadavre.

Nous n'étendrons pas davantage ce résumé pour le moment, attendu qu'il nous paraît indispensable de porter l'attention sur quelques points importants, et particulièrement sur la structure des testicules dans les cas de cryptorchidie.

§ VII. — Structure du testicule.

1° Chez l'homme.

Sur tous les sujets qui nous ont offert une rétention du testicule, soit à l'anneau inguinal, soit dans l'étendue du canal, nous avons toujours trouvé une diminution très-notable dans le volume de l'organe. Sur le vivant comme sur le cadavre, la chose est facile à vérifier.

Mais l'altération du testicule ne se borne pas, dans ce cas, à une diminution de volume, la structure se modifie profondément; l'organe subit ce qu'on peut appeler, dans un langage vicieux, une sorte de transformation fibreuse, c'est-à-dire que les parois des canaux séminifères s'affaissent et ceux-ci prennent le caractère de ligaments fibreux très-minces. Ce qui contribue encore à rendre cette apparence fibreuse plus marquée, c'est que les cloisons celluleuses du testicule, par le retrait de la substance séminifère, deviennent plus visibles. Ce retrait, auquel ne s'accommode pas la capsule si résistante qui enveloppe le testicule, donne à cet organe une sorte de flaccidité. Aussi cette espèce de testicule est-elle mollasse, et même, à travers les téguments, on ne sent plus la rénittence normale.

Une altération plus profonde de cette structure du testicule, c'est la transformation graisseuse complète, et par transformation graisseuse, nous entendons le dépôt d'une matière grasse, qui, comme dans le tissu musculaire, se substitue à l'élément normal de l'organe. Nous avons eu l'occasion d'examiner sur un vieillard un testicule retenu dans le canal inguinal. Il ne contenait qu'une masse graisseuse jaune; sa forme était celle du testicule, et la tunique albuginée, quoique amincie, en délimitait bien les contours. Cette graisse était traversée en différentes parties par des vaisseaux veineux assez développés. En un point seul de ce globe cellulo-graisseux, on apercevait très-distinctement un noyau blanchâtre, gros comme un petit pois et formé par un peloton de canalicules séminifères aplatis; ces vaisseaux nous ont paru correspondre à l'un des cônes des *vasa efferentia*. Une partie de l'épididyme et du canal déférent, descendu en avant du testicule, dans le scrotum, était bien développé et s'est laissé facilement pénétrer par de la matière colorante. On trouvait un liquide sécrété par cette portion de l'épididyme, et dans le canal déférent, comme dans la vésicule séminale, on voyait un liquide brunâtre, *sans spermatozoïdes*, mais très-

abondamment fourni de globules jaunes, dont nous parlerons plus
tard. Curieux de suivre au microscope ce changement dans la structure du testicule, nous avons soumis à l'examen certains frag-
ments de cette matière cellulo-graisseuse.

On pouvait étendre facilement sur une plaque de verre ces diverses
portions, et on n'y apercevait à l'œil nu aucune trace d'une structure
régulière; elles se laissaient déchirer et aplatir comme du tissu cellulo-graisseux ordinaire. A un faible grossissement, on n'y distinguait
aucune trace de canaux séminifères, et avec le secours des plus fortes
lentilles, on n'apercevait que de très-minces filaments de tissu cellulaire
et de globules graisseux.

Une observation, que nous avons publiée ailleurs, montre combien
le système vasculaire était peu développé dans un cas analogue. (ARCH.
GÉN. DE MÉD., n° de juillet 1851.) Cette diminution est loin d'être toujours aussi considérable. Nous avons même pu nous assurer que, dans
un de ces faits, le système veineux était assez bien marqué, mais le
système artériel est toujours resté à l'état d'atrophie. Nous n'avons
pas fait de recherches sur les lymphatiques et sur les nerfs.

2° Chez les animaux domestiques.

Chez plusieurs individus, nous avons pu faire les mêmes observations touchant la structure du testicule. Quoi qu'il en soit, nous n'ose-
rions pas encore affirmer que, chez tous les animaux cryptorchides, on
trouve une semblable diminution des canaux séminifères. Il est facile
de comprendre qu'on doit rencontrer des degrés intermédiaires. Tandis
que, sur quelques testicules, la disparition des canalicules séminifères
sera complète, sur d'autres, on pourra encore trouver quelques-uns
de ces vaisseaux qui n'ont point encore subi la transformation graisseuse et qui conservent leur élément fibreux et leur couche épithéliale,
mais l'observation établit que, dans tous les cas, l'expression la plus
marquée d'une altération dans la structure du testicule, c'est l'absence de spermatozoïdes dans le liquide sécrété.

SECONDE PARTIE.

PHYSIOLOGIE.

Nous avons étudié, dans la première partie, les causes et l'anatomie spéciale de la cryptorchidie, il nous reste maintenant à étudier cette question au point de vue physiologique. Cette seconde partie reposera essentiellement sur la première et sur des expériences ou des faits pratiques.

§ I.

Il ne serait pas prudent, dans tous les cas, d'affirmer au moment de la naissance, soit chez l'homme, soit chez les animaux domestiques, lorsque les testicules ne sont pas placés dans les bourses, que les individus sont cryptorchides. Il peut arriver que les organes testiculaires soient, à ce moment encore, dans l'intérieur du canal inguinal, et qu'ils ne descendent dans le scrotum qu'à une époque plus éloignée.

Mais à l'âge adulte, la constatation de l'existence ou de la non-existence de l'anomalie peut être nécessaire, et, sans vouloir ici préciser dans quelles circonstances, il nous paraît utile d'exposer quels sont les caractères à l'aide desquels cette constatation est possible.

Nous diviserons ces caractères en ceux qui sont propres à l'espèce humaine et ceux qui sont particuliers aux animaux domestiques.

1° Chez l'homme.

L'état du scrotum n'est pas invariablement le même dans tous les cas de testicules retenus dans le canal inguinal ou dans le ventre.

Dans une certaine catégorie de faits, le scrotum est seulement rempli par du tissu cellulo-graisseux, et on n'y trouve le vestige d'aucune poche vaginale ; dans une autre série de faits, on voit une poche vaginale dans le scrotum.

L'explication de ces deux variétés est facile à découvrir.

Quand le testicule, retenu dans le canal inguinal, y demeure constamment fixé, on trouve d'ordinaire une poche séreuse qui l'enveloppe assez complétement, et, dans la majorité des cas, ne communique point avec la cavité du péritoine. Cette poche ne descend guère plus bas que l'anneau inguinal externe.

La rétention du testicule dans le canal inguinal soumettant cet organe à une foule de violences, et souvent à l'application funeste des bandages, il n'est pas rare de trouver cette *tunique vaginale inguinale* plus ou moins oblitérée, plus ou moins divisée par des brides fibreuses.

Les tuniques normales du scrotum se rencontrent là, à l'exception du crémaster ; mais il est parfaitement certain que la distinction de tous ces éléments est au moins fort difficile.

Nous avons dit que dans une certaine série de faits, on trouvait une cavité vaginale dans le scrotum ; c'est alors qu'on a sous les yeux l'exemple de ces testicules flottants, que la main peut repousser dans le scrotum plus ou moins bas, mais qui reprennent leur place première aussitôt que les doigts cessent leur compression. Dans ces cas, le testicule est retenu par de solides adhérences ou par une brièveté naturelle du canal déférent ; pressé de haut en bas par la main, il se crée une voie dans le scrotum, et allonge sa gaîne péritonéale ; mais la cause qui le retient au canal inguinal persiste trop pour lui permettre une descente complète. L'examen anatomique montrerait probablement une disposition analogue chez certains individus qu'on voit, dans un but mal compris d'exemption militaire, se repousser artificiellement le testicule dans le canal inguinal.

Dans tous les cas, qu'il possède ou non une cavité vaginale, le scrotum a perdu sa forme bilobée ; le sillon médian a disparu, et une saillie, constituée par le testicule sain, traduit immédiatement une lésion intérieure.

Quand les deux testicules sont restés dans l'abdomen, c'est à peine s'il y a, ainsi que nous l'avons constaté sur un cadavre, un léger repli cutané correspondant au scrotum.

Enfin quant à la taille et au développement général, nous nous bornerons à dire que ces individus n'ont rien d'efféminé.

2° Chez les animaux domestiques.

Plusieurs vétérinaires se sont occupés de rechercher les signes à l'aide desquels on peut reconnaître qu'un cheval est cryptorchide. Ces signes peuvent être tirés de l'examen de la région testiculaire et du caractère ou du moral de l'individu.

A. — « Il se rencontre quelquefois dans les régiments, a dit M. Séon Rochas dans son Hygiène vétérinaire militaire (in-8°. Paris, 1844, p. 315), des chevaux dont la castration a été incomplète, parce que les deux testicules, ou seulement l'un d'eux, sont restés dans l'abdomen. Ces animaux sont un sujet d'embarras, et sont eux-mêmes exposés à beaucoup d'accidents ; ils se détachent, frappent les autres chevaux ou sont frappés par eux, portent le désordre dans l'écurie, et sont maltraités pour cela par les cavaliers chargés de les garder, ou bien, excités par les cavaliers, *ils saillissent les juments qu'ils ne fé-condent pas* , il est vrai, mais qu'ils entretiennent ou font devenir en chaleur; ils s'énervent et sont bientôt ruinés. Ces chevaux sont d'autant plus incommodes qu'ils sont plus jeunes et plus sanguins.

» Il est difficile, sinon impossible, de reconnaître ce vice au moment de l'achat, à moins que le soupçonnant par la persistance de quelques-uns des signes qui distinguent le cheval entier du cheval hongre, on ne fasse approcher une jument dont la présence détermine les symptômes de cette émasculation incomplète. Mais une fois que les chevaux sur lesquels elle se rencontre sont incorporés, on ne peut se soustraire à ses effets que par beaucoup de précautions, et surtout par l'emploi d'un licou et d'une longe solides, fixés à la tête et à la mangeoire au moyen d'un cadenas. Ce sont principalement ces chevaux qu'il faut confier à de bons cavaliers, qui s'y attachent d'autant plus qu'ils ont ordinairement beaucoup de moyens et d'intelligence. »

Ce que nous venons de rapporter souffre peu d'exceptions, et l'on sait que dans les manœuvres de cavalerie les chevaux cryptorchides portent souvent le désordre. Voilà pour le caractère ou pour le moral; cela est à peu près général. Nous connaissons cependant quelques exceptions, et nous pouvons assurer qu'elles sont rares.

Ainsi, nous le répétons encore, c'est surtout le caractère du cheval entier qui domine chez le cheval cryptorchide, mais on ne retrouve pas toujours le cheval entier dans les formes, et surtout dans le volume de l'encolure.

Le cheval cryptorchide d'un seul côté est quelquefois châtré du côté où le testicule est descendu dans le scrotum, et il conserve toujours le même caractère. C'est surtout dans cette circonstance qu'il convient d'examiner attentivement l'individu, car son mauvais caractère le rend très-indocile, difficile à conduire et à maîtriser dans l'accomplissement de certains services.

Que la cryptorchidie soit simple ou double, il ne faut pas toujours espérer de rencontrer un certain développement du scrotum, car, dans la majorité des cas, la région n'est pas plus en saillie que chez les animaux qui ont été châtrés depuis longtemps.

Pour s'assurer de l'existence de la cryptorchidie, on pourrait, ainsi que l'ont fait MM. H. Bouley, professeur à l'école d'Alfort, et Symph. Bouley, vétérinaire à Paris, à l'occasion d'une expertise faite sur un cheval de course nommé *la Clôture*, voir si la région scrotale porte ou ne porte pas de traces ou de cicatrices indiquant que la castration a été opérée. (*Procès-verbal d'expertise inséré dans les bulletins de la Société nationale et centrale de médecine vétérinaire, séance de 8 janvier* 1852.) Mais nous devons dire ici que, dans un but frauduleux, on peut faire des incisions sur la région scrotale, et donner ainsi, à un cheval cryptorchide, les apparences de celui qui a été châtré. Le seul moyen qu'il conviendrait alors d'employer serait celui conseillé par Séon Rochas, c'est-à-dire de mettre l'animal en rapport avec une jument : ce contact ne tarderait pas à faire entrer en érection l'animal cryptorchide, et ne laisserait plus aucun doute sur l'état des organes génitaux. Nous avons eu une fois l'occasion de mettre ce moyen en pratique, et il nous paraît important de rappeler ici les circonstances de ce fait spécial (1).

On a conduit à la consultation de l'École d'Alfort un cheval de race anglo-normande de 12 ans environ, qui présentait tous les caractères du cheval entier ; il hennissait fréquemment, et l'érection se manifestait immédiatement lorsqu'il était au voisinage d'une jument.

Ce cheval présentait sur le sac scrotal, du côté droit seulement, les traces de la castration ; le sac avait encore un assez grand développement. Du côté gauche il n'y avait pas de trace de cicatrice, ni de sac scrotal.

Cet animal, nouvellement acheté, avait été conduit à l'École pour qu'on constatât s'il était réellement hongre ou entier. On lui fit saillir une jument ; il la monta trois fois dans un laps de temps assez court. On eut soin, à chaque fois, avant que l'éjaculation ne fût achevée, de faire retirer la jument de dessous le cheval, et de recueillir dans un vase le liquide excrété par le canal de l'urètre. Ce liquide était clair, transparent, sans odeur spermatique bien prononcée. Il fut examiné immédiatement sous le microscope, et on ne put y reconnaître d'animalcules spermatiques.

Dans une circonstance analogue à celle dont nous venons de parler, notre honorable collègue M. le professeur H. Bouley, nommé arbitre par le tribunal de commerce du département de la Seine, fut appelé à

---

(1) Nous avons communiqué ce fait à la Société nationale et centrale de médecine vétérinaire, dans la séance du 8 janvier 1852.

faire un rapport qu'il a bien voulu mettre à notre disposition, et dont nous extrayons quelques passages.

Il s'agissait d'un cheval de gros trait âgé de 6 ans, qui venait d'être acheté. Une contestation s'était élevée entre l'acquéreur et le vendeur sur la question de savoir si cet animal pouvait ou ne pouvait pas être utilisé comme étalon. Ce fait s'est passé dans le courant du mois de septembre 1855.

« En explorant la région scrotale, dit M. H. Bouley, j'ai reconnu *qu'il n'y existait pas de testicules apparents*, bien que cependant la peau de cette région ne portât aucune cicatrice qui indiquât qu'une opération avait été pratiquée dans le but d'enlever les organes essentiels de la reproduction, cicatrice indélébile et constante sur les chevaux qui ont été châtrés.

» Pour reconnaître si, bien que les testicules ne fussent pas apparents à l'extérieur, le cheval dont il s'agit avait cependant les instincts du cheval entier, je l'ai mis en présence d'une jument, et alors l'animal a manifesté, par des signes non douteux, qu'il ressentait l'influence de cette approche. Le membre génital s'est développé en dehors du fourreau dans des proportions identiques à celles qu'on remarque chez un cheval complétement entier, tandis que sur le cheval hongre, ce membre est petit, atrophié, et n'est plus susceptible d'une complète érection. En outre, ledit cheval faisait reconnaître par l'attitude de sa tête, l'expression de ses yeux et de ses lèvres, ses hennissements et l'agitation de ses membres, que chez lui l'orgasme génital était complétement développé.

» J'ai conclu de ce premier examen que le cheval dont il s'agit n'était pas *hongre*, mais qu'il était affecté d'un vice particulier de conformation des organes sexuels, que l'on appelle, dans le langage technique, *anorchide* ou *cryptorchide*.

» Ce premier point établi, restait à résoudre la question de savoir si, dans ces conditions, ce cheval pouvait être considéré comme entier dans l'acception large du mot, c'est-à-dire s'il possédait des propriétés fécondantes ; en d'autres termes, s'il était apte à être utilisé comme étalon reproducteur.

» J'ai dû, en conséquence, faire saillir ce cheval, afin que la liqueur séminale pût être recueillie et examinée à l'aide du microscope.

» Dans trois épreuves, faites à plusieurs jours d'intervalle, ledit cheval a pu accomplir l'acte de l'accouplement, mais avec plus de difficulté et surtout de lenteur que cela n'est ordinaire chez un étalon de sa force et de son âge. L'examen de la liqueur recueillie à la suite de ces différentes saillies a démontré qu'elle ne possédait aucune des propriétés caractéristiques de la semence normale : elle ne constituait qu'un liquide séreux, opalin, inodore, dans lequel on n'a pu constater, par le microscope, aucune trace d'animalcules. »

Chez quelques ânes que nous avons observés, nous avons fait les mêmes remarques à l'égard du développement du scrotum; mais nous n'avions eu aucun renseignement sur le caractère de ces individus, qui avaient été amenés à l'École d'Alfort pour servir à des travaux anatomiques.

Les chevaux cryptorchides sont désignés vulgairement sous le nom de *couillards* ou de *pifs*.

B. — Espèce ovine.

M. Mathieu nous a communiqué les notes suivantes :

« Le bélier anorchide est un être intermédiaire entre le bélier normalement conformé et le mouton ; ainsi la tête du bélier anorchide, *moins mâle* que celle du bélier, l'est cependant plus que celle du mouton. Les cornes et l'encolure sont plus fortes que chez ce dernier. Le timbre de la voix est plus bas que chez le mouton. La laine est aussi moins jarreuse et plus souple que chez le bélier pourvu de testicules normaux. »

C. — Espèce porcine.

M. Festal (Philippe), dans un *mémoire sur la castration du verrat*, a attribué au verrat rile (1) ou cryptorchide des caractères que nous ne pouvons admettre. (Voir notre rapport sur le mémoire de M. Festal : Bulletin de la Société nationale et centrale de médecine vétérinaire, séance du 24 avril 1851.)

L'observation principale de M. Festal, que nous devons enregistrer ici, c'est que les cas de cryptorchidie sont assez fréquents chez les animaux de cette espèce, que le commerce et les éleveurs repoussent ces animaux parce qu'ils s'engraissent mal, sont difficiles à mettre aux champs et ont une chair d'une odeur très-forte et même repoussante.

----

(1) Vulgairement les béliers et les verrats cryptorchides sont connus sous les noms de béliers et de verrats *riles*.

Pour ces deux dernières espèces, nous n'avons aucun examen spécial de la région scrotale, mais dans le fait que nous avons observé
chez le porc, comme dans ceux du chien, il n'y avait aucune apparence de poche scrotale du côté où le testicule était resté dans la cavité
abdominale.

On comprendra bientôt toute l'importance que l'on doit attacher à
la constatation de l'existence ou de la non-existence de la cryptorchidie chez les animaux domestiques, surtout en ce qui concerne le
cheval.

§ II. — LES ANIMAUX CRYPTORCHIDES SONT-ILS FÉCONDS ?

Nous ne nous arrêterons pas à examiner la question suivant que
l'anomalie est simple ou suivant qu'elle est double. Il n'est pas douteux que lorsqu'un des testicules seulement reste dans l'abdomen,
l'individu (homme ou animal domestique) soit encore capable de se
reproduire. Qu'on nous passe une comparaison à cet égard : il est
alors dans les mêmes conditions que celui qui aurait été châtré d'un
côté. Cette proposition est tellement évidente qu'il n'est pas besoin
d'en donner une démonstration expérimentale, qu'il nous serait facile,
du reste, de relater ici, car elle résulte des faits observés par plusieurs
vétérinaires, et en particulier par M. Magne (sur l'espèce porcine) et
par M. Paugoué (sur l'espèce chevaline).

Quant aux individus chez lesquels la cryptorchidie est double, il
convient d'étudier la question d'une manière complète, et c'est ce dont
nous allons nous occuper.

Si l'on consulte les auteurs touchant cette question, on arrive bientôt à reconnaître qu'une classification des opinions qui ont été émises
devient nécessaire pour rendre l'étude plus facile. En effet, les opinions les plus contradictoires ont été formulées, et nous trouvons matière à en établir trois chefs principaux, qui sont les suivants :

1° Doutes sur la fécondité.

2° Opinions en faveur de la fécondité.

3° Faits qui prouvent l'infécondité.

Nous les exposerons successivement et dans l'ordre que nous venons
d'établir.

1° Doutes sur la fécondité.

Les doutes sur la fécondité des individus cryptorchides ont été surtout bien formulés par John Hunter. (OEuv. COMPLÈTES DE JOHN HUNTER, traduites de l'anglais sur l'édition du docteur J. F. Palmer, avec des notes par Richelot. Paris, 1841. Voyez : DE LA SITUATION DES TESTICULES CHEZ LE FOETUS ET DE LEUR MIGRATION DANS LE SCROTUM, t. IV, p. 79.)

« Je crois, dit John Hunter, que quand un testicule ou les deux restent dans l'abdomen pendant toute la vie, ils sont extrêmement imparfaits et probablement incapables d'accomplir leurs fonctions naturelles, et que c'est cette imperfection qui empêche que la disposition à descendre ne prenne naissance. On doit admettre qu'ils sont plus défectueux que ceux mêmes qui passent tardivement dans le scrotum, d'après ce qui est évident chez les quadrupèdes, où le testicule qui a atteint le scrotum est beaucoup plus volumineux que celui qui reste dans l'abdomen. Il est probable que cette particularité est un pas vers l'hermaphrodisme; car alors le testicule est rarement bien conformé. Je n'ai vu chez l'homme qu'un cas où les deux testicules fussent restés dans l'abdomen; il constituait une exception à la remarque précédente; car il y avait tout lieu de croire que les testicules étaient parfaitement conformés, puisque le sujet avait toutes les facultés et toutes les passions d'un homme. »

2° Opinions en faveur de la fécondité.

A. Georges Arnaud, dans ses MÉMOIRES DE CHIRURGIE (t. I, p. 173), rapporte, d'après Regnerus de Graaff, que les animaux qui ont les testicules dans le ventre sont plus lascifs que les autres et qu'ils sont plus féconds (1).

B. Cabrol cite le fait suivant que nous rapporterons textuellement :

« Vous entendrez qu'estant moy à Beaucaire, je feus appelé pour advoir avis de moi par les parents d'un jeune homme de ladicte ville, aagé de xxij ans ou environ, pour sçavoir si on le marieroit ou si on le feroit d'église, veu qu'il n'avoit point aucun testicule. Je leur conseillay de le marier, le voyant gaillard, non efféminé. Il est encore en vie et a eu deux enfants de son mariage. » (ALPHABET ANAT., p. 87.)

Le même auteur rapporte encore l'autopsie qu'il fit d'un homme qui fut pendu pour viol :

« Entre autres choses, dit-il, le plus rare est qu'il ne lui feust treuvé

---

(1) Regnerus de Graaff, OPERA OMNIA, 1678; *Vide* : DE VIRORUM ORGANIS, page 4.

aucun testicule ni extérieurement, ni intérieurement ; bien luy trouvasmes nous ses gardouches ou greniers autant remplis de semence qu'à homme que j'aye anathomisé depuis ; cela estonna merveilleusement l'assistance. »

On voit avec quelle facilité Cabrol tranche ici la question ; cependant, et malgré des observations si peu rigoureuses, l'opinion de Cabrol a été adoptée par quelques auteurs.

C. Le fondateur des écoles vétérinaires, Bourgelat, ne doutait pas non plus de la fécondité des chevaux cryptorchides ; car il a dit : « Il ne serait pas étonnant de trouver des chevaux dont *les testicules* ne seraient pas descendus dans le scrotum, et qui n'en seraient pas moins habiles à la génération. » (Extér. du cheval, 3ᵉ éd., p. 153.)

D. Enfin, et pour ne pas multiplier davantage ces citations, rappelons le passage que l'illustre annotateur des œuvres de John Hunter a mis à la suite de ce qu'a dit cet auteur :

« Il est remarquable, dit M. Richard Owen, qu'avec son expérience Hunter ait pu se former, d'après une fausse analogie, et propager une opinion aussi fâcheuse que celle qu'il admet que les testicules qui, chez l'homme, sont retenus dans l'abdomen, sont très-imparfaits et probablement incapables d'accomplir leurs fonctions naturelles. Il est évident, d'après le grand nombre d'animaux chez lesquels ils font constamment partie des viscères abdominaux, qu'il n'y a rien dans cette situation qui tende à altérer leur influence. Et chez les animaux dont les testicules doivent naturellement passer dans un scrotum, s'ils restent dans l'abdomen, on n'observe, d'après les propres remarques de Hunter, qu'une différence de volume ou de forme ; or il est permis de croire que cette circonstance peut influer sur la quantité, mais non pas sur la qualité de la sécrétion. »

3° **Faits qui prouvent l'infécondité.**

Les faits que nous venons de rapporter sont assez nombreux pour que nous puissions déjà commencer la discussion dont ils doivent être l'objet. Les faits anatomiques qui ont été exposés dans la première partie de ce travail serviront de base à cette discussion dans laquelle nous ferons encore intervenir les opinions qui ont été formulées dans les diverses circonstances où nous avons fait des communications publiques, soit à la Société de biologie, soit à la Société centrale de médecine vétérinaire.

Nous venons de voir, aussi bien dans les faits de John Hunter, qui doutait de la fécondité, que dans ceux des autres auteurs qui croyaient non-seulement les animaux plus lascifs, mais encore capables de se reproduire, que cette croyance — car on ne peut autrement caractériser une pareille opinion — ne repose sur aucune observation certaine, bien avérée. Il ne suffit pas, en effet, d'opposer à ce que nous avons nettement déterminé (l'absence des animalcules spermatiques) le fait de Cabrol qui a dit, avec une naïveté charmante, que son jeune homme de Beaucaire était gaillard, non efféminé, et avait eu deux enfants de son mariage. Nous ne sommes pas aussi faciles à convaincre. Le savant Lallemand partageait nos idées à cet égard ; car un jour, à la Société de biologie, où nous avions agité la question de la fécondité des animaux cryptorchides, il disait à peu près ce qui suit : On a bien prétendu, il est vrai, que les hommes anorchides étaient susceptibles d'engendrer ; mais en pareille matière la démonstration qu'on prétend baser sur des faits tirés de l'espèce humaine n'a pas, tant s'en faut, la rigueur d'une démonstration obtenue en expérimentant sur des animaux, à cause de la difficulté d'arriver à une conclusion certaine dans le premier cas.

Les faits ou plutôt les opinions que nous avons relatées plus haut sont pour nous de nulle valeur ; nous voudrions qu'elles fussent appuyées sur des observations ou des expériences bien authentiques, et nous sommes persuadés qu'elles donneraient des résultats tout à fait contraires.

Lorsque nous avons soulevé cette question pour la première fois, il s'agissait d'un cheval nommé *la Clôture*, remarquable par ses formes et par ses qualités. Ce cheval s'est montré deux années de suite aux courses du champ de Mars, et y a remporté les prix. Il nous semblait que les courses avaient été instituées surtout en vue de reconnaître les qualités des chevaux destinés à la reproduction et à l'amélioration de l'espèce, et que *la Clôture* étant cryptorchide n'aurait pas dû être admis au nombre des chevaux qui concouraient pour les prix. Il paraît que nous nous étions trompés, au moins sur un point, car on a dit à cette époque, et relativement au fait en discussion : Les courses ont été instituées pour reconnaître certaines qualités (vitesse-fond) des chevaux entiers et des juments. Or *la Clôture* a-t-il été châtré ? MM. Bouley, qui avaient été chargés de visiter l'animal, ont répondu : Non. — Donc, si *la Clôture* n'a pas été châtré, il est entier. Quant à la question de savoir s'il pourra se reproduire, elle doit être écartée, car on ne sait pas plus, quand on fait courir des juments, si elles seront ou ne seront pas stériles, qu'on ne peut pas savoir si *la Clôture* pourra ou ne pourra pas se reproduire.

Nous avouons que ce raisonnement avait quelque chose de sérieux à l'époque où il fut fait. Les données anatomiques pouvaient donner prise au doute, et la solution définitive de la question exigeait que des expériences fussent faites et suivies avec soin.

Or, depuis cette époque, des observations, qui viennent s'ajouter à celles que nous avons relatées plus haut, ont été communiquées à la Société vétérinaire à l'occasion de quelques présentations que nous y avons faites ; nous en exposerons le résultat tout à l'heure.

Nous avons déjà dit plus haut, d'après Séon Rochas, que *les animaux cryptorchides saillissent les juments, mais qu'ils ne les fécondent pas*, et nous pourrions ajouter ici des faits semblables qui ont été recueillis par MM. Prangé, Riquet et Bernis. (*Société centrale de médecine vétérinaire, séance du 14 novembre* 1850.)

Depuis que ces choses se sont passées et ont été publiées, *la Clôture* a été acheté par l'administration des haras, et a été envoyé à Pompadour, où il est resté pendant deux ans. Pendant cet espace de temps, *ce cheval a sailli quarante juments et aucune d'elles n'a été fécondée*. Ces résultats, que nous attendions avec la plus vive impatience, parce qu'ils devaient donner la confirmation à toutes nos recherches anatomiques, nous ont été donnés par M. Thiérot, propriétaire cultivateur et éleveur de chevaux, demeurant à Reims, qui est allé au haras de Pompadour pour y voir *la Clôture*. Nous regrettons de ne pouvoir donner ici les renseignements officiels que nous n'avons pu nous procurer, mais nous ne craignons pas qu'ils donnent un seul démenti à ce que nous venons d'écrire.

Voilà, certes, une expérience qui a duré assez longtemps, qui a eu lieu sur un assez grand nombre d'animaux, pour qu'on ne tente plus de venir lui opposer de vagues souvenirs ou des observations faites dans de mauvaises conditions. Et, qu'on le remarque bien, ce résultat, cette infécondité constatée chez *la Clôture*, n'est pas plus un fait exceptionnel que l'absence des spermatozoïdes dans les cas de cryptorchidie : c'est le fait ordinaire. Nous en avons là preuve dans les faits que nous ont transmis MM. Magne, Mathieu et Festal Philippe. Voici ces faits :

A. — Les porcs dont les deux testicules sont restés dans la cavité abdominale sont inféconds.

« C'est ce que j'ai observé sur deux sujets de la porcherie de l'école d'Alfort. Ces animaux étaient, du reste, peu portés à se reproduire. Après l'engraissement, il n'a pas même été possible de leur faire couvrir une seule femelle. — Mais, avec un seul testicule dans le scrotum, les porcs sont féconds. En 1847, j'ai fait conserver un verrat qui n'avait qu'un testicule apparent. Il a fécondé un grand nombre de femelles. » (Communication de M. Magne.)

B. — Les béliers anorchides sont impropres à la reproduction.

« Je me suis assuré de ce fait que, pour mon compte, je regarde comme positivement incontestable, chez MM. Déon (Edme), Gurby (Remy) et Favier (Jacques), tous trois propriétaires à Champignelles, près Ancy-le-Franc (Yonne), sur 250 brebis mérinos, au milieu desquelles des béliers anorchides ont cohabité pendant un laps de temps qui a varié de dix-huit mois à deux ans et demi. Chacune de ces brebis a été luttée plusieurs fois par ces mâles incomplets, mais néanmoins très-ardents à la lutte, et jamais aucune d'elles n'a été fécondée.

» J'ai fait la même remarque dans les bergeries de MM. Beau, de Fuloy; Bouley-Noirot, de Villers-les-Hauts, et Guérard, à la ferme de la Paule, sur 260 brebis mérinos. » (Communication de M. Mathieu.)

C. — Les animaux qui ont les testicules dans le ventre sont incapables de se reproduire.

« Je puis vous certifier que ce fait existe chez le mouton et le cochon, car j'en ai fait l'expérience à maintes reprises. » (Communication de M. Festal Philippe.)

CONCLUSIONS.

1° L'examen microscopique montre qu'il n'y a pas d'animalcules spermatiques dans le liquide sécrété par les testicules qui restent dans la cavité abdominale pendant toute la vie chez l'homme et les principaux animaux domestiques.

2° Les observations et les expériences prouvent que les animaux chez lesquels la cryptorchidie est double sont inféconds.

Telles sont les deux conclusions générales de ce travail.

FIN.